AF397761

Os 6 pilares da prevenção de Alzheimer

Reduza o risco de Alzheimer

Peter Carl Simons

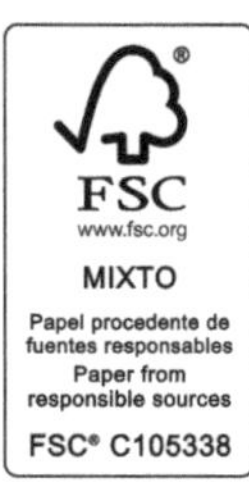

© Peter Carl Simons, 2021– 2nd Edition

Impresión y editorial: BoD – Books on Demand
info@bod.com.es - www.bod.com.es
Impreso en Alemania – Printed in Germany

ISBN: 978-8-4137-3073-8

Introdução

Ao utilizar este livro, você aceita este aviso legal na íntegra.

Nenhum conselho

O livro contém informações. As informações não são conselhos e não devem ser tratadas como tal.

Se julga estar a sofrer de alguma condição médica, você deve procurar assistência médica imediata. Você nunca deve adiar a procura de aconselhamento médico, desconsiderar o aconselhamento médico ou descontinuar tratamentos médicos baseado na informação do livro.

Sem representações ou garantias

Na extensão máxima permitida pela lei aplicável e sujeita à secção abaixo, nós excluímos todas as representações, garantias e compromissos relacionados com o livro.

Sem prejuízo da generalidade do parágrafo anterior, nós não representamos, realizamos ou garantimos:

- que a informação no livro é correta, precisa, completa e não enganosa;

- que o uso da orientação no livro irá levar a qualquer determinado desfecho ou resultado.

Limitações e exclusões de responsabilidade

As limitações e exclusões de responsabilidade estabelecidas nessa secção e noutras partes deste aviso: estão sujeitas à secção 6 abaixo; e governam todas as responsabilidades decorrentes do aviso ou em relação ao livro, incluindo responsabilidades decorrentes de contrato, por ato ilícito (incluindo negligência) e por violação do dever estatutário.

Nós não seremos responsáveis perante você em relação a quaisquer perdas decorrentes de qualquer evento ou eventos além do nosso controle razoável.

Nós não seremos responsáveis perante você em relação a quaisquer perdas comerciais, incluindo, sem limitação, perda de ou danos nos lucros, rendimentos, receitas, uso, produção, poupanças antecipadas, negócios, contratos, oportunidades comerciais e património de marca.

Nós não seremos responsáveis perante você em relação a qualquer perda ou corrupção de quaisquer dados, bases de dados ou software.

Nós não seremos responsáveis perante você em relação a quaisquer danos ou perdas consequentes, indiretas ou especiais.

Exceções

Nada neste aviso deve: limitar ou excluir a nossa responsabilidade pela morte ou danos pessoais resultantes de negligência; limitar ou excluir a nossa responsabilidade por fraude ou representação fraudulenta; limitar qualquer uma das nossas responsabilidades de uma forma que não é permitida ao abrigo da lei aplicável; ou excluir qualquer uma das nossas responsabilidades que não podem ser excluídas ao abrigo da lei aplicável.

Divisibilidade

Se uma secção deste aviso for determinada por qualquer tribunal ou outra autoridade competente como sendo ilegal e/ou inaplicável, as outras secções deste aviso continuam em vigor.

Se qualquer secção ilegal e/ou inaplicável for legal ou aplicável se uma parte for eliminada, essa parte será considerada para eliminação e a restante secção irá continuar em vigor.

Lei e jurisdição

Este aviso será regido e interpretado em concordância com as leis suíças e quaisquer disputas relacionadas com este aviso estarão sujeitas à jurisdição exclusiva dos tribunais da Suíça.

Introdução

A doença de Alzheimer tem estado em destaque dos trabalhos médicos durante várias décadas devido ao rápido crescimento dos números afetados por esta condição. Houve um crescimento de 20% a cada década e agora, tornou-se uma doença muito comum entre muitos pacientes idosos.

Perder a sua memória e a capacidade de pensar em qualquer idade é realmente devastador e ser diagnosticado com uma doença que o leva a um caminho onde não se reconhece pode ser realmente temível. De qualquer forma, é isto que todos os pacientes de Alzheimer enfrentam nos dias de hoje.

Não há cura! Esta tem sido a história mais infeliz sobre esta condição. Mesmo que a ciência se tenha desenvolvido além dos limites, ainda não foi encontrada uma cura para tratar a doença de Alzheimer. A boa notícia é que – a doença de Alzheimer pode ser evitada. Sim, leu corretamente. Certamente que pode ser evitada se assim o quiser.

Entre os seis principais métodos de prevenção desta doença, o mais importante tornou-se a dieta e a alimentação que colocamos no nosso sistema. Todos esses doces, alimentos refinados e processados que sabem tão bem, mas que até já pensou qual o seu impacto no seu intestino, assim como nos tecidos e células? Isso é um lixo que continua a ingerir sem precaução.

Este livro é escrito, portanto, para guiá-lo e para lhe dar a conhecer os hábitos alimentares que podem manter a sua memória e cérebro intactos. Este livro não só lhe fornecerá uma lista daquilo que pode consumir, mas também encontrará informações sobre como cada alimento afetará o seu corpo na luta contra a doença de Alzheimer. Um pouco de conhecimento seria tudo que precisa para dizer adeus a uma doença perigosa, como a doença de Alzheimer!

Leia! Divirta-se! E mantenha-se jovem e saudável!

O que é a Doença de Alzheimer?

A doença de Alzheimer é uma desordem cerebral irreversível e progressiva que lentamente destrói as células do cérebro e é também um tipo de demência, que causa distúrbios à memória, pensamento e comportamento. Estes sintomas não se desenvolvem de forma rápida. Ao longo do tempo, os sintomas aparecerão lentamente, causando distúrbios na sua vivência quotidiana.

Demência tem estado presente em textos médicos desde a época de Pitágoras, e, até mesmo Shakespeare mencionou sobre esta condição em várias das suas obras. Ele enfatizou isto principalmente na obra 'Hamlet' e foi até capaz de demonstrar os sinais e sintomas do mesmo. Foi apenas no século XIX, que demência foi claramente entendida e nas suas subformas e foi reconhecida por psiquiatras e pesquisadores.

Até ao final do século XIX, a demência era um conceito muito amplo a discussão. Então, a demência foi definida como uma doença mental que incluia qualquer tipo de incapacidade psicológica e social, incluindo até mesmo as condições médicas que podem ser revertidas.

Apesar disso, a maioria das pessoas pensa que a demência é uma doença, e na verdade não é. É um termo usado para descrever um conjunto de sintomas. Portanto, é importante ter em mente que, se a demência está presente em uma pessoa, definitivamente há uma doença subjacente causando essa condição.

A doença de Alzheimer tem sido a forma mais comum de demência. 60-80% dos casos de demência são diagnosticados com a doença de Alzheimer. Mesmo que o envelhecimento tenha sido um dos principais fatores de risco da doença de Alzheimer, não é limitado à velhice. Cerca de 5% dos pacientes com esta doença sofrem os primeiros sintomas entre os 40 e 50 anos.

Está registrado que esta doença é classificada como a terceira causa principal de morte nos EUA, e fica apenas atrás de doenças cardíacas e cancro.

Atualmente, aproximadamente 5,3 milhões pessoas nos Estados Unidos sofrem de doença de Alzheimer e prevê-se que esse número venha a aumentar nos próximos anos. Nos últimos 15-20 anos, os cientistas têm-se focado principalmente nas causas e tratamentos desta doença. Como resultado, descobriram quatro genes diferentes, que afectam o amilóide e metabolismo da proteína tau, que pode alterar as funções normais das hormonas e nervos do cérebro humano.

A doença de Alzheimer provoca um lento declínio na memória, pensamento e capacidade de raciocínio. Todas as pessoas com esta doença irão sentir um ou mais destes sinais em determinada altura. Por favor, consulte um médico se sentir algum deles.

1. Perda de memória.

É um dos sinais mais comuns da doença de Alzheimer. Esquecer-se de informações obtidas recentemente, datas e acontecimentos. Estas pessoas perguntam a mesma coisa repetidamente. Dependem muito de alarmes, lembretes e notas. Dependência em membros da família também é altamente visível.

2. Desafios no planeamento ou resolução de problemas.

Alterações na capacidade de desenvolver e seguir um plano ou trabalhar com números será sentida. Problemas em manter informações importantes e atraso em realizar tarefas que antes seriam mais rápidas também será um sinal proeminente.

3. Dificuldade em completar tarefas familiares.

Às vezes esta pessoa pode ser dificuldade em lembrar-se das regras do seu jogo favorito ou de conduzir a um local que lhe é familiar. Irá perder aos poucos a capacidade de gerir um orçamento.

4. Confusão com o tempo ou lugar.

Estas pessoas podem ficar confusos com as datas e estações. Poderão ficar confusas sobre quem são e onde estão.

5. Dificuldade em intrepretar imagens e ambiente.

Algumas pessoas podem ter problemas visuais. Podem enfrentar dificuldades na leitura, a julgar a distância e determinação de cor ou contraste, que pode causar problemas com a condução.

6. Problemas com a fala ou escrita.

Essas pessoas podem ter dificuldade em começar ou manter uma conversa. Poderão eventualmente parar no meio de uma conversa e não ter lembrança daquilo que estava a dizer. Além disso, podem ter problemas para encontrar as palavras corretas para falar.

7. Perder coisas e dificuldade em relembrar de acontecimentos.

Estas pessoa irão colocar coisas em lugares muito diferentes e terão dificuldades em lembrar.se do lugar. Muitas vezes podem até acusar os outros de roubar as suas coisas. A frequência de tais incidentes pode aumentar com o tempo.

8. Mau julgamento

A sua capacidade de julgar situações não irá ser correta na maioria das vezes. Por exemplo, poderão tentar pagar a conta nos supermercados mais que uma vez, e pode ser observada uma diminuição na sua higiene pessoal.

9. Ausência de atividades sociais e de trabalho.

Perderão o interesse em coisas que costumavam apreciar e terão dificuldades em lembrar-se da sua equipa desportiva favorita. Evitam atividades sociais, e poderão sentir vergonha das suas alterações.

10. Mudanças na personalidade e humor.

Estas alterações são muito proeminentes em pacientes com Alzheimer. O seu humor pode ser facilmente estragado, mesmo em casa. Pequenas coisas podem chateálos. Podem tornar-se confusos, deprimidos, desconfiados, ansiosos e até mesmo temerosos.

11. Sundowning

É um termo usado para descrever um conjunto de sintomas. Estes podem incluir fadiga aumentada, capacidade de tolerar o stress reduzida, rotina para dormir apressada e maior confusão.

A causa real e exata da doença de Alzheimer ainda não é conhecida. Mas, acredita-se que esta doença ocorre em jovens devido a mutações genéticas, enquanto em idosos deve-se a uma série complexa de mudanças no cérebro que tem vindo a manter-se ao longo de décadas.

Em um cérebro saudável, conexões vitais são feitas ao longo da vida. No entanto, quando as conexões são perdidas ou danificadas por inflamação, infeção ou lesão, os nervos podem morrer e as conexões vitais podem quebrar para sempre. Isto é o que acontece com Alzheimer.

Perder a memória pode ser traumático para a pessoa, bem como para as pessoas ao seu redor. Mas, é importante saber que o diagnóstico precoce de uma doença pode alterar o resultado. Além disso, é muito importante entender as causas e fatores de risco para que possam ser evitados, se possível.

Genética

Existem quatro tipos de genes relacionados com a doença de Alzheimer. Sabe-se que a predisposição genética pode aumentar o risco desta doença. Mas, isso não significa que será certamente afetado pela doença se um dos membros da sua família estiver sofrendo de Alzheimer. Há pessoas que têm os genes que causam a doença de Alzheimer no seu corpo, mas não são afetadas. Portanto, ainda é desconhecido o que poderia ser o estimulante para ativar estes genes prejudiciais.

Idade

O maior fator de risco conhecido para esta doença é a idade avançada. Como um exemplo, as estatísticas mostram que 1 em cada 9 pessoas, na idade dos 65 anos sofrem de Alzheimer, enquanto que com a idade de 85, sobe para 1 em cada 3. O segredo por trás deste aumento em conformidade com a idade avançada ainda é um mistério.

Síndrome de Down

Pessoas com síndrome de Down desenvolvem a doença de Alzheimer na maioria dos casos, e acredita-se que isto ocorra devido ao cromossoma extra (cromossoma 21) que carrega genes para muitas proteínas prejudiciais.

Traumatismo craniano

Os médicos e cientistas também acreditam que há uma conexão muito estreita entre traumatismos cranianos e a doença de Alzheimer, especialmente se o trauma ocorre repetidamente ou envolve a perda de consciência. Isto pode ser evitado sendo cuidadoso com a sua própria segurança, através do uso de cintos de segurança em veículos ou o uso de um capacete ao andar de bicicleta.

Conexões Coração-Cabeça

O coração é bem nutrido pelo sangue que é bombeado pelo coração. Cerca de 25% do sangue bombeado pelo coração vai para o cérebro, pois a maior demanda de oxigênio do ser humano vem do cérebro. A falta de nutrição ou de oxigênio pode estimular as reações patológicas das células cerebrais, tais como a síntese de proteínas anormais.

O risco de desenvolver a doença de Alzheimer é aumentado por muitas condições que danificam o coração e os vasos sanguíneos. Portanto, prevenção de doenças cardiovasculares pode ser uma maneira muito eficaz de prevenir a doença de Alzheimer.

Estilo de vida

Acredite ou não, o seu estilo de vida pode predispor a doença de Alzheimer. Estudos mostram uma menor incidência da doença de Alzheimer em pessoas que vivem um estilo de vida ativo e saudável. Aumento do stress, depressão, álcool e uma má dieta podem aumentar o risco de doença e também agravar os sintomas, se já sofre de Alzheimer.

Os 6 Pilares da Prevenção

O mundo e a tecnologia desenvolveram-se imensamente, mas, é uma pena lembrar que a ciência moderna ainda não foi capaz de encontrar uma cura para a doença de Alzheimer. Surge então uma pergunta nas nossas mentes; 'Não existe cura, mas há alguma maneira de evitar esta doença?' Enquanto muitos dizem que tudo o que pode fazer é esperar pelo melhor, a verdade é que ainda podemos ter esperança.

Pesquisas recentes mostram que ainda existem maneiras de reduzir o risco de Alzheimer e demência ao adquirir um estilo de vida saudável. Uma combinação de uma dieta saudável, exercício físico, bem estar mental e uma redução do stress pode ser tudo o que precisa. Isto é o que é chamado de «um estilo de vida com cérebro saudável», e este estilo de vida irá retardar ou reverter a deterioração em curso do cérebro.

Medos, dúvidas e insegurança podem impedi-lo de tomar qualquer ação. Mas, identificar os fatores de risco pessoais certamente irá ajudá-lo na prevenção de Alzheimer.

A doença de Alzheimer é uma doença complexa com muitos fatores de risco, logo, é importante reconhecer quais fatores de risco são modificáveis, e os que não são. É, claro, uma perda de tempo preocupar-se com os riscos que estão fora do seu controlo. Mas, em vez disso, pode usar o eu precioso tempo para modificar aqueles que estão ao seu alcance. A idade e os genes são duas coisas que não pode fazer nada para os mudar. De qualquer forma, melhorar a saúde do cérebro em primeiro lugar, e então a saúde em geral deve ser o foco principal na prevenção desta doença incurável.

Os 6 pilares da prevenção de Alzheimer são;

1.	Exercícios regulares
2.	Dieta saudável
3.	Estimulação mental
4.	Qualidade do sono
5.	Gestão do stress
6.	Vida social ativa

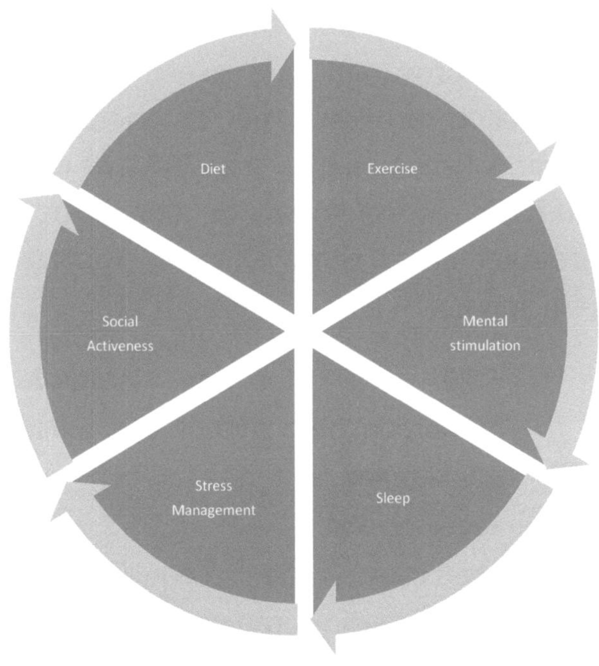

Segundo pesquisas feitas pela Fundação de Prevenção e Investigação do Alzheimer, 50% das pessoas mostraram uma redução do risco de desenvolvimento de Alzheimer após uma experiência em que foram implementados exercícios regulares por um período de tempo. Além disso, os seus estudos provaram que exercício regular retarda o processo de deterioração já iniciado. Para aumentar a efetividade do seu exercício e maximizar os benefícios de proteger o cérebro, existem 3 critérios principais;

1. Fazer exercícios de intensidade moderada pelo menos 150 minutos por semana.
2. Fazer aeróbica
3. Exercícios de equilíbrio e coordenação como yoga e Thai chi.

Inflamação e resistência à insulina fere os neurônios e inibe a transdução celular de sinais. Isto, na presença de doença de Alzheimer, pode piorar os sintomas. Na verdade, a doença de Alzheimer é chamada como o diabetes do cérebro.

Distúrbios metabólicos têm um efeito direto na saúde do cérebro. Dietas, que impedem qualquer inflamação e distúrbios metabólicos, vão certamente ajudar o bem-estar do cérebro.

Entre os nutrientes essenciais para um cérebro saudável, ácido fólico, vitamina B12, vitamina D magnésio e ômega 3 são os mais importantes. No entanto, alguns estudos mostram que a vitamina E, gingiko biloba, coenzima Q 10 e açafrão são úteis para impedir ou atrasar os sintomas de Alzheimer.

O nosso cérebro segue a teoria de «usa-o ou perde-o», e é por isso que pessoas que aprendem coisas novas e desafiam o cérebro ao longo do tempo, têm menos probabilidade de sofrer da doença de Alzheimer.

Então é sua escolha se deseja usá-lo ou perdê-lo. Para usar o seu cérebro, tem muitas opções, que são realmente benéficas;

1. Aprender coisas novas, que sejam do seu interesse.
2. Participar em exercícios de memorização.
3. Divirta-se jogando com quebra-cabeças e enigmas.
4. Praticar os 5 Qs: Onde, porquê, quem, o quê, quando.
5. Tente aquilo que ainda não experimentou; trabalhar ou usar a

mão que menos usa, jogar jogos que desafiam o cérebro, etc.

Qualidade do sono

Mesmo que alguns pensem que dormir é um hábito de preguiçoso, é uma necessidade essencial do corpo humano. São necessárias 6-8 horas de sono diário para manter as funções do nosso cérebro. Se é uma pessoa que tem problemas com o sono, peça ajuda ao seu médico de família. Pode também manter um horário de sono.

Técnicas de relaxamento e hábitos que melhorem o seu humor podem ajudá-lo a ter uma boa noite sono.

A maioria de nós lida com os problemas de stress, e não é assim tão difícil como pensa aliviar o stress. Só precisa de saber o que fazer – e fazê-lo bem! Aqui estão algumas coisas que podem ajudá-lo;

1. Pratique técnicas de respiração em momentos de stress.
2. Agende atividades de relaxamento como meditação, um banho calmante, uma caminhada pelo exterior ou ouvir música.
3. Divirta-se!
4. Mantenha um bom senso de humor.
5. Tente aromaterapia, meditação ou acupuntura.

Bem-estar social é importante tanto quanto o bem-estar físico e mental. Faça amigos, tenha conversas e, acima de tudo, encontre-se com pessoas e faça coisas que gosta. Se acha que está sozinho e não tem ninguém aqui estão algumas maneiras para encontrar novos amigos;

1. Junte-se a grupos, clubes e sociedades.
2. Participe em serviços voluntários.
3. Use o telemóvel.
4. Conecte-se com outros através de meios de comunicação sociais.
5. Conheça os seus vizinhos.
6. Vá e aproveite, encontrar muitos amigos sem nenhum esforço!

A dieta desempenha um papel tão importante na prevenção e melhoria dos sintomas da doença de Alzheimer como a terapia médica. A alimentação pode melhorar a memória de uma pessoa, concentração e outras funções também.

Quando se trata de dieta, em primeiro lugar, deveríamos prestar atenção à melhoria do sistema hematopoiético. Ácidos graxos ômega 3 são os mais eficazes nesta situação. Adicionar ômega 3 suficiente na dieta melhora a memória, especialmente em idosos e reduz o risco de derrame e demência. As fontes deste nutriente são peixe ou óleo de peixe, nozes, sementes de linho e óleo de oliva. De qualquer forma, a dieta mediterrânica, em que o marisco desempenha um papel principal, é considerada o mais eficaz na luta contra as doenças do sistema nervoso.

Antioxidantes são os próximos na lista. No entanto, com a idade, são produzidos cada vez menos. Na verdade, stress, má alimentação, ambiente desfavorável, tabagismo e outros fatores podem reduzir gradualmente a produção de antioxidantes. Níveis de antioxidantes baixos aumentam o dano oxidativo das células e o primeiro órgão que será danificado é o cérebro – células nervosas. Nervos danificados irão causar inflamação e distúrbios de transdução de sinais, resultando na redução de funções do cérebro. Os antioxidantes devem tomar o lugar principal na nossa dieta. Se não for possível, então, deve considerar tomar suplementos de antioxidantes, a fim de cobrir esse défice. De acordo com novas pesquisas, comer uvas, ou beber um copo de vinho tinto fornecerá bastante antioxidantes. Mas, é necessário ter em mente que é estritamente mencionado apenas «1 copo» de «vinho tinto» e não mais que isso.

A regeneração de alguns nervos ainda acontece no nosso cérebro. Os aminoácidos são muito importantes neste processo. Entre aminoácidos, fenilalanina e triptofano tem sido os mais importantes e podem ser encontrados em nozes, leite e vegetais frescos.

Outra teoria da doença de Alzheimer é a falta de produção de colina. Colina é um componente químico que é responsável pela produção de acetilcolina – um transmissor de sinais nervosos. A lecitina e colina são componentes de nutrientes necessários diariamente e podem ser adicionados à dieta diária pela ingestão de cereais integrais, gema de ovo e amendoins.

Uma dieta de prevenção de Alzheimer deve ser sempre benéfica para o intestino. A microflora do intestino produz vitamina B, que é um produto químico composto essencial para manter as funções normais dos nervos. É importante adicionar produtos lácteos, especialmente iogurte e kifir com bifidobactérias ou lactobacteria, para ter uma microflora saudável no intestino. Outras fontes de vitamina B são os cereais, fígado, carne magra e gema de ovo.

Enquanto a adição de que certos alimentos são bons para o cérebro, existem alguns tipos de alimentos que deverão ser eliminados da nossa dieta. Produtos de farinha, açúcares, carnes gordas e conservantes podem causar danos ao nosso corpo sem o notemos. Estes tipos de alimentos são responsáveis por causar distúrbios metabólicos, que afetarão a saúde do cérebro.

A água, claro, é outro componente essencial. Uma pessoa não pode sobreviver sem água mais de 2-3 dias. Da mesma forma, como parte do nosso corpo, o cérebro requer uma grande quantidade de água. Sabe que 90% do cérebro é composto de água? A necessidade diária de 1,5 a 2 litros de água deve ser respeitada para manter o seu cérebro saudável. Pode adicionar chás e sumos de fruta fresca e fazer o seu hábito de beber mais útil. Os sumos e chás têm uma enorme quantidade de antioxidantes que ajudarão a proteger as células do cérebro.

No entanto, a regra geral de refeições deve ser seguida; pequenas quantidades – várias vezes. Fazer refeições cinco vezes por dia é o mais adequado.

Dietas de Prevenção da Doença de Alzheimer

Existem muitas dietas no mundo e a maioria de nós já ouviu falar sobre as dietas de perda de peso, diabéticas e outras. Poucos sabem que existem dietas que são benéficas para o cérebro e estas dietas são usadas principalmente para prevenir distúrbios cerebrais, como demência e Alzheimer.

Existem certos tipos de alimentos que são muito úteis para manter o cérebro saudável. Estes alimentos têm sido os principais componentes destas dietas especiais. Portanto, se tem quaisquer riscos de ter uma doença como a doença de Alzheimer ou demência, os médicos preferem que tenha uma dieta saudável para o cérebro.

Existem alguns tipos de dietas, que contêm alimentos saudáveis para o cérebro em grandes quantidades, e podem ser usados como dietas saudáveis. Aqui estão alguns exemplos;

Dieta Equilibrada

Vivemos num mundo de fast food, onde as nossas papilas gustativas de estão mais habituadas ao consumo de fast food do que comida caseira. É mais sábio dar mais importância áquilo que está a comer do que manter o seu paladar satisfeito. A comida é a chave para nossa vida, mas, quando se trata de saúde, o equilíbrio é a chave para isso. O que quero dizer com equilíbrio? Não é a quantidade de quantos pratos ou gramas come. Refere-se a uma dieta equilibrada.

Uma dieta equilibrada é uma dieta, que contém a nutrição necessária em uma proporção adequada às nossas necessidades. A dieta equilibrada contém a proporção correta e a quantidade de proteínas, carboidratos, gorduras, vitaminas e minerais necessários ao nosso corpo. A dieta equilibrada não inclui substâncias alimentares que têm açúcar extra e conteúdo gorduroso. A fast food não é uma dieta equilibrada.

Estas dietas equilibradas não estão somente fornecendo as quantidades e proporções necessárias, mas também, como um todo, fornecem a energia na quantidade ideal exigida pelo nosso corpo sob a forma de calorias. Os homens e mulheres diferem na sua exigência desta dieta equilibrada. Os homens requerem 2500kcal de energia, enquanto as mulheres requerem ligeiramente menos do que a dos homens com 2000kcal de energia.

A dieta equilibrada é composta por cinco grupos de alimentos. Eles são

- Frutas e fontes vegetais - as frutas e legumes estão definitivamente repletas com uma vasta variedade de nutrientes, especialmente com vitaminas e minerais. No entanto, estas fontes oferecem uma proporção ainda maior de amidos e também alguns carboidratos. No entanto, a quantidade de proteínas é muito baixa nesta categoria de alimentos.

- Fontes ricas em proteína – carne, ovos, peixes e diferentes tipos de feijões. Estas fontes contribuem para a melhor e maior proporção de proteínas necessárias para a nossa dieta.

- Grãos – atuam como o principal reservatório para a fonte de carboidratos. Podem obtidos através do consumo de arroz, macarrão, pão e, entre outros.

- Gorduras e açúcares – As gorduras são tão necessárias no nosso corpo como as proteínas ou carboidratos, ou vitaminas ou minerais. Portanto, uma proporção correta de gorduras é essencial para a vida saudável. Além disso, o açúcar, que é a glicose para o nosso corpo deve ser controlado, caso contrário a quantidade diária de calorias para no nosso corpo pode ser excedida.

- Produtos lácteos – também constituem minerais e vitaminas para o nosso corpo. Isto pode incluir leite, coalhada, queijo, entre outros. Também contêm ácidos graxos, proteínas e hidratos de carbono em pequena quantidade.

- Quais são os benefícios de uma dieta equilibrada? A principal função é mantê-lo saudável. Uma dieta equilibrada tem todos os componentes necessários para manter a nossa saúde. Em outras palavras, a dieta equilibrada previne o desenvolvimento de muitas doenças. Uma dieta equilibrada pode ajudar aqueles que querem se livrar de uns quilinhos a mais. Uma dieta equilibrada nunca o vai fazer gordo ou obeso, mas irá ajudá-lo na perda de peso. Esta dieta equilibrada mantém-no perfeitamente fresco e energético, fornecendo a quantidade perfeita de glicose para os órgãos.

Além disso, a proporção equilibrada dessas substâncias alimentares especialmente os vegetais verdes folhosos fornece ao cérebro uma quantidade adicional de nutrientes. Além disso, estes nutrientes agem como um neuroprotetor e, assim, protegem a nossa memória.

Dieta DASH

DASH representa Abordagens Dietéticas parar a Hipertensão (ou originalmente, *Dietary Approaches to stop hypertension*) . A dieta DASH é um tipo especial de dieta, projetada para atender uma necessidade especial. A dieta DASH ajuda no tratamento e prevenção da hipertensão arterial.

Pressão arterial elevada pode ser perigosa para o nosso corpo, especialmente para os órgãos vitais. Além disso, a hipertensão arterial tem vários efeitos colaterais e complicações. O efeito inicial da pressão arterial alta é no coração. Isto dificulta o trabalho do coração. Este, por sua vez, resulta em uma redução do sangue transportado até aos órgãos vitais, especialmente ao nosso cérebro. Falta de oxigênio no nosso cérebro não é um hábito saudável, pois isto pode afetar as funções vitais do nosso cérebro e até mesmo causar um grave problema cognitivo.

O segundo efeito da pressão arterial elevada é no nosso cérebro. O aumento da pressão arterial pode levar ao rompimento de pequenas artérias no nosso cérebro e pode causar pequenos sangramentos dentro do nosso cérebro, o que pode não ser grave no início, no entanto, a longo prazo, estes podem causar graves problemas na nossa função cognitiva. Além disso, a dieta DASH é projetada para evitar este efeito. A fim de tomar em consideração, a dieta DASH implementa uma quantidade restrita ou baixa de sódio na dieta. Além disso, alimentos ricos em gordura saturada, gordura trans e colesterol são totalmente removidos.

Além disso, a dieta DASH incentiva as pessoas a consumir uma maior quantidade de grãos integrais, peixes, aves e várias nozes. Também inclui substâncias ricas em potássio, cálcio e magnésio, que estão disponíveis em vegetais de folhas verdes e na maioria das frutas. A restrição da dieta DASH também inclui o uso de carne vermelha e bebidas açucaradas.

A dieta mediterrânica é outra dieta especializada, que é considerada uma excelente escolha para a prevenção do declínio da memória. Porque o povo considera a dieta Mediterrâneo como o impulsionador da memória?

Esta dieta inclui alimentos à base de plantas. Os principais constituintes da dieta são frutas, legumes, grãos integrais, legumes e nozes. Além disso, esta dieta também exclui óleo ou gordura. No entanto, a manteiga é substituída com uma pequena quantidade de azeite.

Além disso, o nível do consumo de sal é também reduzido, considerando que a adição de ervas e especiarias dá o sabor alternativo à comida em vez de sal. Esta dieta também fornece ao corpo uma quantidade enriquecida de ácidos graxos omega 3, uma alta dose de antioxidantes de origem vegetais e frutas, flavonóis e várias outras vitaminas. Todos estes elementos combinam-se para formar um buquê de ingredientes saudáveis, que têm o poder de evitar o declínio cognitivo. Além disso, estes compostos agem como neuroprotetores e protegem nosso corpo contra doenças como hipertensão arterial e outas.

Além disso, a alta dose de antioxidantes age como um aliviador de stress. O stress é umas das principais causas de muitas doenças neste novo mundo. O stress vem de várias fontes, e podemos encontrar e classificar vários grupos de stress. Pode tratar-se de stress físico, stress mental, entre outros. Forma a base de algumas doenças perigosas e fatais.

O stress que pode causar implacáveis e inúmeros efeitos sobre o nosso corpo, devido a reação química que produz. O stress faz com que o nosso corpo, e referindo-me à parte fundamental do nosso corpo, fique fatigado. Isto pode ser visto como um resultado da fadiga generalizada ou cansaço em muitas pessoas que sofrem de stress todos os dias.

Isto pode afetar severamente o nosso corpo, especialmente o nosso cérebro. A falta de energia no cérebro pode causar declínio cognitivo grave, que pode ser permanente. No entanto, o uso da dieta mediterrânea elimina esse problema através de sua alta dose de antioxidantes, que por sua vez, protege o nosso cérebro do declínio cognitivo. Isto é, por sua vez, tem o poder de travar o declínio de memória em pessoas que têm doenças neuro degenerativas graves como a doença de Alzheimer.

Dieta MIND

Existem várias outras dietas disponíveis; no entanto, a dieta MIND é algo especial e original devido à combinação das dietas DASH e Mediterrânia. MIND significa

«Intervenção contra o atraso neurodegenerativas Mediterrânea-DASH». (Mediterranean –DASH intervention for neurodegenerative delay) A própria definição da dieta MIND diz por que precisamos deste tipo de dieta.

Como uma forma de conhecer a dieta, é melhor saber o que deve evitar comer. Os elementos principais que não devem ser mantidos nesta dieta, são carne vermelha, manteiga, margarina, doces e todas as formas de fast food.

Agora é a hora de lhe dizer o que pode comer com esta dieta. A lista de permitidos é grãos integrais, vegetais verdes folhosos, feijão, bagas, peixes, aves, azeite e 5 onças de vinho tinto diariamente. Além disso, esta dieta fornece nosso corpo com excedentes de vitaminas, minerais e a maioria deles são vitaminas ricas em antioxidante, o que fornece uma dose potente de antioxidantes para nosso cérebro. Esses antioxidantes aumentam a memória do nosso cérebro e também protegem o cérebro e os nervos.

Além disso, a alta dose de antioxidantes provenientes da dieta MIND bloqueia o processo de neurodegeneração, que é a principal causa de deterioração na doença de Alzheimer. A dieta também reduz as gorduras, especialmente trans e colesterol. Estas reduzem as chances de desenvolver aterosclerose dentro dos vasos sanguíneos, especialmente nos vasos sanguíneos do cérebro. Caso contrário, o bloqueio do fluxo de sangue pode causar graves alterações irreversíveis no cérebro, que pode agressivamente induzir o processo neurodegenerativo. Daí, a redução de gorduras ruins na dieta MIND previne indiretamente complicações cerebrais.

Portanto, muitos usam a dieta MIND para ajudar o nosso cérebro a aumentar o nosso poder de memória e por outro lado, para ou encerrar o processo neurodegenerativo, que indiretamente para o desenvolvimento da doença de Alzheimer ou melhora a qualidade de vida para pessoas que já têm a doença de Alzheimer.

Dieta Cetogênica de Dieta de Baixo Teor de Carbono

As pessoas podem pensar que seja estranho como uma dieta baixa em carboidratos pode ajudar aqueles com Alzheimer ou como irá fornecer glicose ao nosso corpo, bem como para o nosso cérebro. Deixe-me explicar. A glicose, que vem do nosso regime dietético, não é apenas a única fonte do corpo de glicose, mas tem vários outros produtos que podem fornecer o nosso cérebro e corpo com energia.

Esta dieta de baixo do carro somente restringe a quantidade de carboidratos que consumimos. Além disso, esta dieta adiciona um alto teor de gordura. Alta não significa precisa de beber as garrafas de óleo, mas significa que a dieta é enriquecida com uma vasta variedade de ácidos graxos. Entre eles, usamos ácidos graxos de cadeia média em sua maior quantidade na dieta.

Como o corpo obtém a sua energia quando mantemos o corpo afastado da glicose dietética. O nosso corpo realiza várias reações dentro das nossas células para abastecê-las com energia. Os ácidos graxos consumidos na dieta baixa em carboidratos ou cetogenica são oxidados em β-hidroxibutirato, que mostra melhores resultados com a ação de estímulo de memória no cérebro.

Além disso, o aumento do consumo dos ácidos graxos, que levam a aumento da produção de β-hidroxibutirato, tem um impacto positivo no nosso cérebro. Esta dieta também contém subprodutos como cetonas, acetoacetato, β-hidroxibutirato e acetona. Todos estes produtos têm a função de neuroproteção, bem como a prevenção da memória.

Além disso, esta dieta reduz a gordura corporal em uma velocidade lenta, mas a qualidade do resultado é que promove a perda de gordura ruim do nosso corpo. Isso tem o efeito indireto no nosso cérebro e esta estimulação refresca o cérebro. É muito importante que nosso cérebro não se canse; um cérebro cansado está propenso a doenças neurodegenerativas.

Além disso, existem muitas pesquisas lançadas sobre este tema. Os pesquisadores também provaram que dieta hiperlipídica pode definitivamente impulsionar o cérebro e permite que o cérebro trabalhe mais eficientemente. Portanto, esta dieta cetogênica ou dieta baixa em carboidratos é uma dieta ideal para quem quer aumentar o seu poder de memória e também para pessoas que sofrem de doenças neuro degenerativas como a doença de Alzheimer.

Novos pesquisadores descobriram que o cacau ou chocolate é ótimo para redução ou prevenção de deficiências de memória relacionadas à idade, bem como a doença de Alzheimer.

Os cientistas tinham uma suspeita que cacau poderia ser uma boa escolha para uma dieta saudável para o cérebro pois contém um composto químico chamado 'flavinols'. Em uma pesquisa que foi realizada, as pessoas que consumiram cacau e chocolates mostraram um aumento do fluxo sanguíneo para as diferentes partes do cérebro quando estimulado. Isto confirma que o seu cérebro funciona melhor, e as pessoas que não tinham ingerido cacau ou chocolates tinham mostrado uma redução do fluxo sanguíneo, mesmo após a estimulação.

Agora está provado que cacau e os seus flavinoids podem ajudar a prevenir a doença de Alzheimer que ocorre devido à idade avançada. Estimulação das funções cerebrais e um bom fluxo sanguíneo são os segundos fatores mais importantes para a manutenção de um cérebro saudável. Mas, se considerar a adição de cacau à sua dieta, deve se lembrar de duas coisas;

1. Os níveis de Flavinol em um chocolate variam amplamente de acordo com o tipo do chocolate. Os chocolates brancos contêm menos flavinoids enquanto chocolates escuros têm mais.

2. Comer chocolate preto é a melhor opção quando se trata de adição de chocolate em uma dieta saudável do cérebro. Chocolate branco não contém cacau. Portanto, não há nenhuma razão para o comer, e também, os chocolates brancos e chocolates de leite tem um alto teor de açúcar que pode não ser saudável para o cérebro.

Café ou cafeína é responsável pela inversão da detioração do cérebro mesmo em idosos. Os estudos mostram que a cafeína pode atrasar Alzheimer e demência leve. Está provado que a cafeína; o componente químico no café bloqueia a inflamação de células nervosas, especialmente em recetores de adenosina. Esta inibição da inflamação desempenha um papel protetor elevado das células nervosas.

As duas proteínas que estão intimamente ligadas com a doença de Alzheimer são proteínas tau e β-amiloide. As proteínas tau acumulam-se em células nervosas e matam células cerebrais, resultando em perda de memória e declínio cognitivo. Cafeína também bloqueia alguns recetores, que são responsáveis pela produção de proteína tau.

Sabe-se também que o café previne diabetes tipo 02. Os estudos mostram que uma xícara de café por dia reduz o risco com diabetes em 9%. Segundo estatísticas, 70% das pessoas com diabetes desenvolvem a doença de Alzheimer; Portanto, a prevenção da diabetes pode ser uma maneira muito eficaz de prevenir a doença de Alzheimer.

A nova ciência dá um significado totalmente diferente para ao termo "noz da saúde'. Deve estar a pensar o é que uma noz da saúde; uma noz da saúde significa uma noz que proporciona uma enorme quantidade de benefícios para a saúde. Claro, várias pessoas poderão nomear diferentes nozes nas suas escolhas, mas, as verdadeiras "nozes da saúde' são as amêndoas. Foi descoberto no século XXI que amêndoas reduzem o risco de doenças cardiovasculares, bem como a doença de Alzheimer, e todos os créditos vão para os nutrientes pequenos dentro desta noz. Vamos ver o que realmente são;

- Antioxidantes: Quando as plantas são deixadas fora dos seus elementos, têm de se proteger-se, então, produzem fenóis, substâncias químicas protetoras que servem como antioxidantes para reparar o dano do sol ou produzem um gosto amargo para afastar insetos. Esses fenóis também ajudam a proteger as pessoas contra doenças, incluindo doenças cardíacas, cancros e distúrbios nervosos como a doença de Alzheimer e demência.

- Ácidos graxos Omega-3 ácidos: Na dieta, os ácidos omega-3 ajudam a regular o açúcar no sangue, reduzir a pressão arterial, ajudam a reduzir a gordura corporal, manter o apoio das massas, músculo do sistema imunológico e a ainda mais importante, a manter a saúde das células nervosas no cérebro. O seu corpo não consegue produzir estes ácidos graxos essenciais e, depois das nozes, as amêndoas são a melhor fonte de nozes, portanto, mantenha-as sempre ao seu alcance na sua sala ou cozinha.

- Proteína: Este é o alicerce de qualquer célula do nosso corpo.

- Vitamina E: Um forte antioxidante que também ajuda a prevenir as células nervosas dos danos oxidativos

- Não só os nutrientes acima mencionados, mas também todos os micro nutrientes e minerais ajudam o organismo a manter a boa saúde dos nervos, que é a técnica mais eficaz de prevenção na doença de Alzheimer.

Goji também podem ser chamadas de *wolfberries.* Como todos nós sabemos, as bagas são uma fonte de uma elevada quantidade de antioxidantes; e bagas de Goji não são uma exceção. Bagas de Goji estão repletas com uma impecável quantidade de antioxidantes na forma de várias vitaminas e minerais. Goji berries ajudam a aguçar o sistema imunológico e a fortalecer o nosso corpo.

O que nos diz a ciência? Ciência aponta-nos para a luz verde para apoiar as crenças da medicina chinesa. É de notar que as bagas de Goji têm o poder de reduzir o mau colesterol do nosso corpo, que é das principais causas para a maioria das doenças metabólicas. Doenças metabólicas são uma das principais causas da doença de Alzheimer. Pesquisas promissoras provar também que as bagas de Goji têm um efeito neuro-protetor, que impede a doença de Alzheimer.

Além disso, os resultados de muitas pesquisas também assinalam que as bagas de Goji têm o efeito estimulador no nosso cérebro. Isto é, por sua vez, alivia o stress como um elevador de humor. Portanto, é uma fruta boa para ser usada como um estimulante cerebral, bem como um antidepressivo. Também é sabido que o extrato de Goji é capaz de perturbar as proteínas tóxicas produzidas na doença de Alzheimer.

Bagas de Goji estão repletas de vitamina C, beta-caroteno, luteína, vitamina E e muitos outros minerais. Esses componentes químicos são famosos antioxidantes. Mesmo que as bagas de Goji tenham antioxidantes, existem muitos outros compostos químicos ainda por identificar. Com uma capacidade de absorção radical de oxigênio elevada, pode também proteger os nervos dos graves danos oxidativos.

Spirulina é uma alga azul-verde, que tem a forma de uma espiral. Spirulina consegue sobreviver neste mundo por mais de 100 milhões de anos e tem uma natureza única devido á sua composição bioquímica. Os compostos bioquímicos são altamente benéficos para a raça humana.

Spirulina é composta por mais de 2000 nutrientes e inclui uma grande variedade de vitaminas, minerais e outros micronutrientes, que ajudam o nosso corpo a manter a saúde dos nervos. A singularidade da Spirulina vem das mucoproteinas esta contém, que estão prontamente disponíveis e são de fácil digestão.

É surpreendente constatar que estas algas compreendem cerca de 70% de proteínas. O caroteno constitui cerca de 10% da constituição destas algas, que é equivalente ao caroteno obtido em 10kg de cenouras secas. Além disso, uma colher de chá de Spirulina consiste em 300% da exigência diária de vitamina B e sabemos que a vitamina B é um famoso agente neuroprotetor.

Os principais constituintes de Spirulina e seus usos para o corpo são descritos abaixo.

- Ácido glutâmico - um alimento importante para as células do cérebro, melhora a capacidade mental e reduz a dependência de álcool.
- Arginina – ajuda o nosso sangue a limpar as toxinas prejudiciais do nosso corpo. Isto impede que os nossos nervos e o cérebro sejam danificados por agentes neurotóxicos externos.
- Tiamina - o componente cuja presença na dieta é útil para se reduzir os níveis de fadiga, problemas

associados com o sistema nervoso, além disso, tiamina mantém uma boa condução entre os nervos. Melhora a regulação nervosa e, portanto, impede que deficiências de memória.

- Ácido fólico - é um componente essencial dos nervos. É comprovado que a deficiência de ácido fólico resulta em depressão, irritabilidade e alguma redução de memória. Nas pesquisas, verificou-se que muitos pacientes de Alzheimer e de demência tinham uma deficiência severa de folato.

Os usos de Spirulina são vastas e imensas. Os cientistas ainda efetuam pesquisas na Spirulina, para descobrir os reais benefícios e todos esses compostos químicos milagrosos contidos nesta alga.

Quando se trata de doença de Alzheimer, óleo de coco tem conseguido muita atenção por parte dos cientistas. Após muitas pesquisas verificou-se que o óleo de coco virgem, orgânico, prensado a frio, não-hidrogenado reduz o risco de doença de Alzheimer.

Depois de descobrir o óleo de coco desempenha ações neuroprotetoras altamente eficazes, muitas pessoas sugeriram que o óleo de coco poderia ser a cura que todos os pacientes de Alzheimer estão procurando. Mesmo que tenham surgido muitas sugestões, não há nenhuma confirmação científica deste fato, até hoje. Mas não desanime, os cientistas estão a trabalhar nisto!

Há muitas teorias por trás do óleo de coco, atuando como um medicamento para o Alzheimer;

1. Os médicos dizem que os pacientes de Alzheimer sofrem de uma deficiência de energia do cérebro e óleo de coco atua como uma fonte de energia alternativa, fornecendo energia suficiente para o cérebro. Uma quantidade suficiente de energia ajuda o correto funcionamento das células nervosas, proporcionando as melhores condições para o funcionamento da memória e cognição.

2. Óleo de coco aumenta o uso de insulina n corpo e, assim, reduz o nível de glicose no sangue. Os cientistas acreditam que a insulina e diabetes têm uma ligação direta com demência e doença de Alzheimer. Portanto, prevenção de doenças cardiovasculares pode ser uma forma muito eficaz de prevenir a doença de Alzheimer.

Quinoa é também conhecido como um dos mais famosos super alimentos em comparação com outros grãos. Quinoa fornece uma grande quantidade de benefícios para a saúde. Portanto, para uma pessoa que gosta de grãos, Quinoa pode ser uma opção melhor, e para aqueles que não comem grãos, Quinoa é altamente recomendada.

Quinua é vista como um super alimento devido à sua enorme quantidade de componentes nutricionais;

- Quinoa tem um alto teor em proteínas e é recomendada pela OMS pois as proteínas da Quinoa são completas, em semelhança ao leite.
- Tem outros compostos muito importantes como lisina, cálcio, fósforo, magnésio, potássio, foliate e vitaminas do complexo B.

- Quinoa tem um baixo índice de ácido glicólico e, portanto, é um bom alimento para prevenir diabetes.
- Ele pode ser usada como um grão inteiro e, portanto, a melhor opção na prevenção de doenças do coração.

Esta constituição e funções especiais da Quinoa não a tornam apenas um super alimento, mas também um alimento anti Alzheimer. A Quinoa não tem glúten. Portanto, é uma boa quando se trata de pessoas com intolerância ao glúten.

Vegetais Verdes

Perder a memória e habilidades cognitivas pode ser temível. Mas à medida que ficamos mais velhos, o risco de contrair doenças desde género aumenta lentamente. Um dos meios mais acessíveis para o evitar é adicionar algumas verduras à sua dieta. Adicionar espinafre, couve, couve galega e mostarda à dieta pode ajudar a retardar o comprometimento cognitivo.

Não é segredo que vegetais verdes folhosos fazem-no parecer mais jovem, reduz as rugas e torna a sua pele mais brilhante. De qualquer maneira estes vegetais não só o fazem parecer jovem por fora, mas também revertem a idade dos nervos.

Além disso, estas habilidades também são úteis na prevenção da doença de Alzheimer. Os níveis elevados de vitamina K, luteína,

Folato e b-caroteno, podem proteger o cérebro de danos oxidativos e tóxicos.

Existem muitas opções entre os vegetais verdes: Couve de Bruxelas, repolho, couve-galega e brócolos estão entre os vegetais mais nutritivos. A elevada quantidade de antioxidantes, ácido fólico, vitaminas e minerais, ajuda os nervos permanecer saudáveis. Não só os nervos, mas mesmo as outras células da função do corpo. Um correto funcionamento significa um metabolismo mais eficiente, o que resulta em um melhoramento na saúde.

Citrinos e Bagas

Adicionar um punhado de bagas por dia à sua dieta pode estimular as funções da mente e eliminará os efeitos do envelhecimento, acreditam os especialistas. As bagas, que são consideradas como impulsionadores da mente, tratam-se de morangos, mirtilos e amoras.

Estas frutas coloridas brilhantes acionam o mecanismo de 'governanta' do cérebro. Isto significa que os compostos químicos especiais nestas frutas limpam e reciclam os danos celulares causados às células nervosas. Desse modo, inibe os lapsos e declínio da memória, e mantém a mente jovem e afiada.

Quando o nosso corpo executa reações metabólicas normais, os radicais livres são produzidos. Não podemos escapar destes íons prejudiciais. Mas, podemos lutar contra eles, e a única maneira de combatê-los é fornecer ao corpo antioxidantes. Antioxidantes são os soldados que protegem as nossas células durante a guerra entre os radicais e as células. As bagas são escuras na cor, porque têm abundância de antocianinas, que são antioxidantes muito eficazes.

Alguns estudos também descobriram que bagas limpam os emaranhados de amiloide, que são proteínas perigosas que deterioram as funções sinápticas do cérebro e, assim, ajudam a combater a doença de Alzheimer e demência.

Frutas cítricas são repletas de vitamina C, que é um antioxidante muito ativo. Mais uma vez esses antioxidantes ajudam cérebro combater todos esses radicais livres que podem prejudicar as suas células nervosas.

Salmão e Peixe

O consumo regular de peixe desempenha um papel importante na prevenção de distúrbios cognitivos e, em particular, na doença de Alzheimer e demência. Os cientistas estudaram o estilo de vida e hábitos alimentares de um grupo grande de americanos idosos. Verificou-se que o consumo regular (pelo menos 1 vez por semana) de peixe tem um impacto extremamente positivo sobre a estrutura do cérebro.

Os cientistas têm especulado que este efeito benéfico deve-se à influência dos ácidos graxos ômega-3 polinsaturados contidos no óleo de peixe. Verificou-se que ácidos graxos de cadeia longa são encontrados no óleo de peixe e peixes gordos. Consumir alimentos com alto teor de ômega 3 não mostrou qualquer melhoria nas funções cognitivas entre pessoas normais. Mas, esses ácidos graxos tiveram um efeito sobre o cérebro das pessoas que já mostraram deficiências cognitivas. Verificou-se também que as pessoas que tinham esses ácidos graxos no sistema, tinham menos probabilidade de desenvolver a doença de Alzheimer.

Além disso, a ciência mostra que Omega 6: A quantidade de ômega 3 desempenha um papel muito importante na nossa saúde, apesar de que o Omega 6 também seja um nutriente essencial. Uma alta proporção de ômega 6: Ômega 3 leva à demência e inflamação do tecido.

Sabia que óleo de peixe não é a principal fonte de Omega 3? Em vez disso, as algas que estes peixes consomem são ricas neste componente.

Vários estudos anteriores já ligaram o uso de ácidos graxos omega 3 para retardar o processo de atrofia de estruturas cerebrais. Mas, os cientistas acreditam que o peixe tem mais componentes nutricionais que ajudam o cérebro a prevenir a doença de Alzheimer.

Eles estão decididos a estudar ainda mais sobre o tema e os neurologistas estimam-se que o número de pessoas com demência duplicará a cada 20 anos enquanto podem afirmar com 3 factos com toda a certeza;

1. Peixe é útil para o cérebro e é capaz de prevenir o aparecimento de um comprometimento cognitivo.
2. Não importa que tipo de peixe ingere.
3. Uma maneira fundamental de cozinhar é assar ou grelhar peixe. Mas não frito.

Curcuma (ou Açafrão-da-terra) é visto como um tempero muito valioso desde a antiguidade. Muito frequentemente é usado na medicina de Ayurveda (Índia) e Tradicional Chinesa. Tem um dom de aliviar milagrosamente a dor, e também age como um anti-inflamatório, antioxidante e medicação de prevenção de cancro.

Índios e, geralmente, os asiáticos usam frequentemente a curcuma têm um risco muito mais baixo de contrair a doença de Alzheimer. Mesmo que esta dúvida não esteja confirmada, curcuma pode ser o grande segredo por trás disto. Não é um segredo que todos os pratos que os asiáticos fazem tem uma pitada ou mais de curcuma.

Alguns pesquisadores mostraram que a curcuma age como um antídoto e neutraliza os sintomas da doença de Alzheimer.

Desempenha o seu papel, bloqueando a formação de proteínas β-amiloide e também reduz a inflamação dos tecidos nervosos.

Canela é outra especiaria que pode impedir a doença de Alzheimer muito eficazmente. Os compostos, ou seja, cinamaldeído e epicatequina inibem a produção e evitam a agregação de proteínas tau, que se acredita serem causadores de degeneração nervosa.

Também é mostrado que a canela tem um forte efeito sobre a prevenção Diabetes Mellitus tipo 2. Canela, quando tomada com alimentos reduz os níveis de açúcar no sangue, impedindo o desenvolvimento de doenças metabólicas.

Apesar dessas especiarias serem provenientes de regiões tropicais, os benefícios para a saúde destas são enormes.

Chá verde é uma das bebidas mais famosas dos tempos atuais. Qualquer amante de saúde tem o chá verde em grande consideração e adiciona-o assim que possível à sua dieta. Estas simples folhas de chá têm a capacidade de serem misturadas com a água e quando ingeridas, distribuem-se pelas células do nosso corpo e lutam contra todos os danos que podem ser causados por substâncias tóxicas.

É famosa pela redução dos níveis de colesterol, açúcar e o peso do corpo. Mas, agora, sabe-se também que ajuda a reduzir a inflamação do cérebro.

Estudos mostram que o chá verde pode impedir a doença de Alzheimer, mais uma vez, impedindo a formação de placas de β-amiloide, que são os principais culpados desta desordem degenerativa.

Os flavinoides, em nome da EGCG, são capazes de se ligarem a estas proteínas amiloides inibindo as suas ações e impedindo a formação de novas. Também está provado que o chá verde inibe muito ativamente a agregação destas proteínas perigosas. Impedir os principais mecanismos de formação de Alzheimer é uma boa maneira de reduzir o risco desta doença.

Está comprovado que o chá verde melhora a memória e funções cognitivas. Um estudo mostrou que o chá verde é capaz de aumentar a atividade cerebral. Os participantes deste estudo, que ingeriram chá verde, mostraram uma atividade cerebral de uma forma dose-dependente.

Chá verde também é uma boa fonte de antioxidantes. Em comparação ao chá preto, o chá verde contém antioxidantes em maiores quantidades. Portanto, beber chá verde adiciona grandes quantidades de substâncias de combate radical ao nosso corpo, que sobem até ao cérebro e matam todos os inimigos, que são responsáveis por causar danos oxidativos nas nossas células cerebrais.

Enquanto estudos mostram os efeitos do chá verde sobre o cérebro na prevenção de Alzheimer e demência, há muito trabalho a ser feito antes de realmente ser definido um tratamento para a doença de Alzheimer. O futuro do chá verde irá trazer um monte de segredos. Mesmo que não consiga encontrar cápsulas de flavinoides EGCG em farmácias, é possível encontrar cápsulas de extrato de chá verde em qualquer farmácia ou loja médica. Beber chá verde ou tomar um suplemento de extrato de chá verde pode certamente salvar a desgastação da condição e perda de memória, comprometimento cognitivo e, apesar de tudo, a doença de Alzheimer, que tem sido uma das doenças incuráveis no mundo.

Oleokantal, um composto natural que é encontrado no azeite de oliva, altera a estrutura das proteínas neurotóxicas, que são responsáveis pela doença de Alzheimer. Este componente estrutural impede a capacidade da proteína de danificar as células nervosas no cérebro. A descoberta pode levar ao desenvolvimento de terapias farmacológicas mais eficazes contra a doença de Alzheimer, segundo cientistas Americanos.

As proteínas que são chamadas de amiloide e tau servem como um elo entre sinapses nervosas do cérebro que transmitem informações de uma célula para outra e perturbam a função neuronal, o que acaba por conduzir à perda de memória, à morte das células nervosas e à disfunção global do cérebro. Foi verificado que a substância do azeite altera a estrutura dessas proteínas de tal forma que as relações entre as sinapses são dificultadas e a atrasa reações degenerativas.

Neurocientistas identificaram essas proteínas perigosas em 1998. Depois, houve uma grande mudança na definição dos processos básicos de pensamento, que é afetada na doença de Alzheimer. Proteínas amiloides são também conhecidas como oligóceros de beta-amiloide - que são estruturalmente diferentes das placas amilóides que se acumulam no cérebro de pacientes com o diagnóstico. Depois de várias experiências em laboratório, os pesquisadores descobriram que o óleo de oliva oleokantal altera a estrutura das amiloides, aumentando o tamanho da proteína. Pequenas doses reduzem efetivamente as ligações com sinapses hippocampais - uma região do cérebro importante para a aprendizagem e memória.

As primeiras alterações manifestam-se no hipocampo, durante o desenvolvimento da doença. Oleokantal protege o cérebro de danos estruturais causados pela ação destas proteínas, concluíram os médicos. Além disso, verificou-se que oleokantal aumenta a ação dos anticorpos contra as toxinas e que tem um potente efeito imunológico no corpo.

Beterraba Vermelha

Um estudo publicado na *Journal of Neurochemistry* (Revista de Neuro Química) indica que a receção da betaína pode ajudar na prevenção da doença de Alzheimer. Betaína é um componente da Beterraba vermelha.

Cientistas chineses realizaram um estudo que mostrou que a betaína interrompe produção de homocisteína que causa a doença de Alzheimer. Em um estudo, ratos foram injetados por via intravenosa com homocisteína e desenvolvem um aumento dos níveis de homocisteína, que levou perdas de memória e depósitos de proteína amiloide no cérebro.

Os pesquisadores descobriram que betaína luta contra a falta de memória causada pela homocisteína, o que levou a um aumento no número de dendrites (neurônios de processos curtos) e aumenta a sua densidade. Pesquisas também demonstraram que o ácido fólico e vitamina B12 normalizam os níveis de homocisteína no sangue e reduzem a perda de memória. No entanto, não têm esta ação quando isto se deve a mutações genéticas.

A Betaína, também conhecida como betaína de glicina ou *trimethylglycine*, é um componente que está contido na beterrava vermelha. Tem uma ampla aplicação na medicina: como um protetor do fígado, facilita e melhorar o metabolismo.

Um copo de sumo de beterraba por dia deve definitivamente ser adicionado à sua dieta!

Grandes Quantidades de Açúcar Levam à Doença de Alzheimer

O alto teor de hidratos de carbono pode aumentar o risco de demência e doença de Alzheimer. Se está interessado em manter a saúde do seu cérebro e prevenir demência, incluindo a doença de Alzheimer, deve evitar açúcar e carboidratos, incluindo o glúten.

De acordo com um estudo recente publicado em uma das revistas, demonstrou-se que os níveis elevados de açúcar no sangue de forma crónica têm um impacto negativo sobre as habilidades cognitivas que podem ser mediadas por mudanças estruturais nas áreas do cérebro responsáveis pela memória e aprendizagem.

Um dos aspetos mais importantes do estudo foi que esses efeitos negativos foram observados mesmo em indivíduos que não sofrem de diabetes tipo 2. Isso sugere que, mesmo que esteja saudável, mantendo um nível de açúcar no sangue bom, que é menor do que o normal, provavelmente pode não ser considerado como "normal" para a saúde do cérebro. Assim sendo, manter um baixo nível de glicose no sangue pode ter um efeito benéfico sobre a preservação das capacidades cognitivas dos idosos.

Isto não é surpreendente, já que alguns estudos têm demonstrado que a resposta da insulina está diretamente ligada com o risco de doença de Alzheimer e demência. Os números mostraram que 30% dos pacientes com Alzheimer têm esta doença devido a síndrome metabólica causada por níveis elevados de açúcar no corpo.

Em geral, os riscos cognitivos estão associados a níveis elevados de insulina, resistência à insulina, distúrbio da secreção de insulina e intolerância à glicose. Os níveis de açúcar no sangue podem ser prejudiciais para o cérebro, mesmo na ausência de quaisquer condições prévias.

Está se tornando cada vez mais evidente que os mesmos processos patológicos que levam à resistência à insulina e diabetes tipo 2, podem afetar o cérebro durante a doença de Alzheimer e a demência. Se comer produtos açúcar e grãos em elevada quantidade, o seu cérebro fica sobrecarregado com níveis elevados de insulina e, eventualmente, fora do seu limite de regulamento de insulina, que leva ao comprometimento cognitivo e eventuais danos cerebrais irreversíveis.

Em uma das mais emocionantes pesquisas sobre a relação entre carboidratos e o cérebro, pesquisadores demonstraram que aqueles que consomem grandes quantidades de carboidratos na sua dieta estão sujeitos a um risco aumentado (89%) de demência. Quanto àqueles, cujas dietas eram ricas em gorduras, o risco de demência foi reduzido em 44%.

Uma dieta alta em gordura e baixo teor de hidratos de carbono - isto é o que as pessoas comiam há milhões de anos. Mas, a dieta moderna, que é rica em carboidratos e baixo teor de gorduras, tem sido um verdadeiro desafio para uma fisiologia humana normal.

Uma das razões por que uma dieta rica em carboidratos é tão prejudicial é porque tem uma grande quantidade de açúcares refinados. O consumo regular de mais de 25 gramas de açúcares por dia aumenta o risco de demência e doença de Alzheimer drasticamente devido à violação da habilidade do corpo para regular os níveis adequados de insulina, como tem sido demonstrado em animais.

Muitos médicos acreditam que a sensibilidade ao glúten está envolvida no desenvolvimento de muitas doenças crônicas, incluindo doenças do cérebro, pois o glúten pode influenciar o sistema imunológico do nosso corpo. Infelizmente, muitas pessoas, incluindo médicos ainda acreditam que, se não tem sintomas do trato gastrointestinal ou doença celíaca, glúten não é considerado perigoso.

A doença celíaca em grande escala, que é a forma extrema da sensibilidade ao glúten, afeta principalmente o intestino delgado e afeta cerca de 1,8% das pessoas em culturas ocidentais. Mas sem sensibilidade celíaca, o glúten pode realmente afetar 30% a 40% de todas as pessoas, e a opinião de alguns especialistas é que todos nós sofremos de sensibilidade ao glúten em certa medida, porque Zonulin é produzido em resposta ao glúten no intestino e zonulin é uma substância muito permeável e difícil de digeri, semelhante a substâncias como prolamins, encontrados no trigo, cevada e centeio. Isto permite que as proteínas ainda não diferidas entrem na corrente sanguínea, que, de outra forma, seriam eliminadas do corpo. Este, por sua vez, aumenta a sensibilidade do sistema imunológico e contribui para a inflamação e doenças autoimunes.

Boas gorduras do corpo humano que o cérebro necessita para bom funcionamento incluem óleos orgânicos de leite cru, manteiga derretida, azeitonas, azeite de oliva orgânico, óleo de coco, nozes, macadâmia, ovos orgânicos, salmão selvagem e abacate. Mas os médicos dizem que a maioria das pessoas consome uma elevada quantidade de proteínas e de baixa qualidade e hidratos de carbono e poucas gorduras saudáveis.

A doença de Alzheimer é uma das doenças mais terríveis porque atualmente não tem cura... mas definitivamente pode ser evitada. Agora sabemos que qualquer atividade em que se envolver, seja exercício físico, uma dieta, relacionamentos pessoais, estado emocional, o seu filho - esses fatores influenciam a expressão dos genes. Isto, por sua vez, afeta a saúde global e o risco de doenças, incluindo no cérebro.

Então se está procurando a maneira mais fácil reduzir o risco de demência, incluindo a doença de Alzheimer, tem que mudar a sua dieta para reduzir carboidratos refinados insalubres e aumentar as gorduras saudáveis. Isto inclui a redução do consumo de carboidratos (sem legumes), incluindo açúcares e grãos e aumentar as gorduras saudáveis, tais como gorduras omega-3.